SIMPLE NOTICE

SUR LA

Cure de Pougues

PAR

LE Dr J. JANICOT

Médecin consultant à Pougues

Rédacteur en chef du BULLETIN MÉDICAL

Necessaria in paucis.

PARIS

IMPRIMERIE TYPOGRAPHIQUE R. TANCRÈDE

15, rue de Verneuil, 15

1909

SIMPLE NOTICE

SUR LA

Cure de Pougues

PAR

LE Dr J. JANICOT

Medecin consultant a Pougues

Rédacteur en chef du BULLETIN MÉDICAL

Necessaria in paucis.

PARIS

IMPRIMERIE TYPOGRAPHIQUE R. TANCRÈDE

15, rue de Verneuil, 15

1909

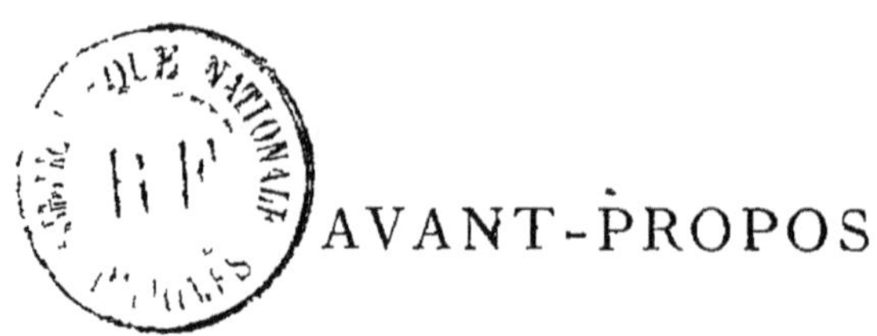

AVANT-PROPOS

Alors même qu'il pourrait se prévaloir d'une longue expérience et d'une certaine notoriété de bon aloi, il faudrait au médecin de ville d'eaux une assez forte dose d'illusion pour s'imaginer qu'on aura le loisir — ou même seulement le désir — de lire de compendieuses monographies sur sa station. Du moment qu'elles sont longues, le sort qui les attend est à peu près toujours le même. Le coupe-papier les respecte; la corbeille à papier les guette. Observations cliniques, analyses d'urines ou de suc gastrique, schémas urologiques ou cryoscopiques, etc., ne les mettent guère à l'abri de cette destinée.

Pour ce qui est des observations, *a priori* on les a plutôt un peu en défiance *A posteriori* on leur reproche volontiers d'être habituellement trop sommaires, de ne pas tenir suffisamment compte, dans l'appréciation des effets du traitement hydro-minéral, des modifications légitimement attribuables aux changements de vie, d'habitudes, d'altitude, d'aération, d'exercice ou de repos, de régime, etc. Or, toutes ces choses ont forcément une répercussion sur les *secreta* et les *excreta*, par conséquent sur les analyses de ces produits. Pour être vraiment démonstratives de l'action parfois si remarquable de l'eau minérale *intus*, ou des pratiques hydro-minerales externes, ou de ces deux facteurs réunis — ce qui est le cas le plus habituel — il faudrait, en ce qui concerne, par exemple, les modifications si importantes de la nutrition dans les stations du genre de celle où nous exerçons depuis trente ans, faire : 1° une analyse d'urines à l'arrivée du malade ; 2° le tenir ensuite en observation, avec un régime déterminé, pendant huit ou dix jours ; 3° après ces huit ou dix jours, mais alors seulement, pratiquer une seconde analyse d'urines ; 4° commencer alors le traitement thermal ; 5° à l'issue de ce traitement, procéder enfin à une troisieme analyse, qu'on comparerait aux deux premières.

Il faudrait même davantage, a savoir de nombreuses analyses en série, dont on tirerait des moyennes. Or, ces précautions expérimentales, si rationnelles, si nécessaires même, sont impossibles dans la pratique. Notamment, il n'y a pas un malade sur dix qui s'accorde et qui nous accorde un acclimatement préalable de huit ou dix jours avant de commencer sa cure.

Ce n'est pas tout.

Il faut bien reconnaître que la plupart des observations publiées par les médecins de villes d'eaux se limitent — faute de pouvoir faire mieux — à la constatation des résultats *immédiats* de la cure, alors que les résultats *eloignés* sont seuls probants, puisque nous avons généralement à modifier des diathèses ou des maladies chroniques. Or, ces résultats éloignés, qui donc est à même de les apprécier de façon precise? Le médecin habituel des malades, et non leur médecin occasionnel, le médecin de la ville d'eaux, qui souvent ne les revoit plus, ou ne les revoit qu'un an plus tard.

D'où il résulte que l'opinion des médecins praticiens sur nos stations repose habituellement, non pas sur le bien que nous pouvons en dire ou en écrire, mais sur les services qu'elle leur rend, et aussi, dans une large mesure, sur la confiance que leur inspire le médecin de leur choix.

S'ils ne connaissent pas notre station de *visu*, ou pour y avoir déjà envoyé des malades d'après lesquels ils ont pu se former une opinion, que nous demandent-ils ?

1° Que nous leur fournissions sur notre station — véridiquement et sommairement — les renseignements essentiels ;

2° Que nous ne glissions pas trop — c'est un peu notre defaut — sur ses contre-indications ;

3° Que nous serrions d'aussi près que possible ses indications fondamentales.

Pour ce qui concerne POUGUES, je crois avoir répondu à ce triple *desideratum* dans une notice que publia le *Bulletin medical* du 25 mars 1899. Elle faisait partie d'une série d'articles similaires que j'avais demandés à des confrères estimés sur leurs stations respectives, et qui eurent beaucoup de succès. J'avais condensé dans cette notice, en toute sincérité, l'opinion à laquelle m'avait conduit peu à peu une pratique assez intensive de plus de vingt années, au cours desquelles — comme depuis, du reste — je n'ai jamais manqué de prendre des notes, parfois un peu sommaires, faute de temps, parfois assez détaillées, sur tous mes malades sans exception.

Ce qui m'a engagé depuis lors à faire plusieurs tirages à part de cet article, c'est que bon nombre de confrères ont eu l'amabilité de me les demander. Le texte que voici comporte encore quelques additions ou corrections au texte de l'article du *Bulletin médical* et même au précédent tirage de 1907. Elles s'expliquent par ce fait que dix années se sont écoulees depuis l'article du *Bulletin* et qu'elles ont apporté certains changements aux installations de la station et même à quelques-unes de mes opinions antérieures.

Deux ou trois pages sur « POUGUES-BELLEVUE » — annexe importante de notre station — et sur la réfection tout à fait remarquable du captage de la source Saint-Léger, termineront cette notice. Elle est sans la moindre prétention, mais elle rendra, je l'espère, quelque service aux confrères qui ne la connaîtraient pas encore, tout en ménageant leur temps, grâce à sa brievete.

J. J.

Pougues

EAUX ALCALINES, BICARBONATÉES CALCIQUES, GAZEUSES (CO^2), FROIDES

I

Il y a cinq sources à Pougues, une très ancienne, d'origine naturelle, la source *Saint-Léger* (1) et quatre autres mises à jour, il y a quelques années, par des forages. De ces quatre dernières sources, celle dénommée *Saint-Léon* nous rend des services un peu spéciaux, en raison de sa teneur en soude, anormale pour la région, mais enfin, tout ce qui va suivre s'applique à la source *Saint-Léger*. C'est elle, en effet, qui caractérise vraiment Pougues et qui a fait sa notoriété quatre fois séculaire.

Le débit moyen de la source Saint-Léger est de 15.000 litres en vingt-quatre heures. On sait, du reste, que le débit des sources minérales naturelles froides est toujours faible. Cependant, notre source Alice — l'une de celles mises à jour par des captages — a fait une exception très nette, peut-être même unique, à cette regle.

CARACTÈRES PHYSIQUES ET CHIMIQUES

L'eau de Saint-Léger est froide (+ 12°); densité 1003,4. Elle est claire et limpide quand on l'examine

---

(1) Elle fut l'objet, au commencement du XVIe siecle, des premiers travaux d'hydrologie médicale parus en France, qui la prenaient pour type des « eaux froides potables medicamenteuses » comme on disait alors

sous un petit volume, légerement opalescente sous un grand volume.

Elle est agréable au goût, ayant une saveur aigrelette et piquante, due à l'acide carbonique qu'elle contient en abondance. Elle a cependant, surtout par une pression barométrique basse, un arrière-goût très légèrement styptique (dû au bicarbonate de fer). Si on laisse évaporer à l'air libre l'acide carbonique — ce qui se produit assez rapidement — l'eau devient neutre et finit même par avoir une réaction alcaline. Par évaporation directe, on obtient un résidu formé de cristaux de carbonate et de sulfate de chaux, de carbonates de fer et de magnésie, de sulfates et de chlorures solubles.

Ce qui caractérise essentiellement l'eau de Saint-Léger au point de vue de la composition chimique, c'est le *bicarbonate de chaux* (2 gr. par litre) (1), *l'acide carbonique* (3 gr. 39) et une quantité assez notable de *bicarbonates de fer, de soude et de magnésie.* Bref, eau alcaline, bicarbonatée *calcique* et magnésienne (*surtout calcique*), gazeuse (CO^2), légerement ferrugineuse, froide.

MODES D'EMPLOI

L'eau de Saint-Léger est utilisée presque uniquement en boisson, l'eau de Saint-Léon étant réservée pour certains usages externes. C'est donc l'usage interne de la vieille source Saint-Léger qui caractérise véritablement une cure à Pougues

(1) On sait que des travaux recents bases sur des expériences physiologiques nombreuses, attribuent aux sels de chaux une importance therapeutique bien superieure à celle qu'on leur reconnaissait jusqu'ici

Cela ne veut pas dire que nous ne trouvions des adjuvants précieux : *a*) dans l'hydrothérapie, munie d'appareils qui permettent de régler de façon précise la température et la durée des douches; *b*) dans une installation excellente de bains de siège et de lavages intestinaux aseptiques à l'eau minérale chauffée ; *c*) dans la balnéation générale, bien que son importance soit minime chez nous ; *d*) dans le massage, la gymnastique suédoise, et surtout une cure d'air et de terrain (*Pougues-Bellevue*).

ACTION PHYSIOLOGIQUE

Même dans les observations médicales les plus anciennes, celles du XVIe siècle, — que j'ai eu jadis la curiosité de dépouiller avec soin, — on trouve consigné, en somme, à peu près tout ce qui constitue l'action physiologique de l'eau de Saint-Léger prise à jeun et aux doses moyennes de 800 à 1.000 c. c. *pro die*, savoir :

Une stimulation générale des fonctions, marquée surtout du côté des *fonctions digestives ;* une augmentation de la diurèse, avec, souvent, élimination de sables urinaires ; une certaine accélération des battements du cœur ; un peu de lourdeur de tête, de tendance au sommeil, dans les premiers jours de la cure — parfois même un léger vertige (chez les congestionnables) ; habituellement de la constipation, mais qui ne survit pas au traitement.

Ajoutons, enfin, que le relèvement des forces chez les personnes affaiblies n'avait pas échappé aux premiers observateurs. C'est même une des choses qui les frappèrent le plus, et avec raison, car ce relèvement est à peu près constant et souvent très remarquable.

Telles étaient alors et telles sont toujours les données brutes de l'observation clinique.

En ce qui concerne spécialement les fonctions digestives et le processus nutritif intime, ces données sont-elles explicables rigoureusement, scientifiquement, par la chimie biologique ? Peut-être — comme pour toutes les eaux minérales du reste — ne le sont-elles pas plus complètement que ne l'est l'action thérapeutique d'une eau minérale quelconque d'après sa composition chimique *seule*. Quant aux renseignements susceptibles d'être tirés des actions électriques ou radiantes des eaux minérales, il convient d'attendre. On n'en est encore, en somme, qu'aux hypothèses.

Quoi qu'il en soit, si on s'en rapporte aux données du chimisme gastrique, — qui n'a pas conservé, semble-t-il, la haute valeur clinique qu'on a voulu lui attribuer à l'origine, — on note que sous l'influence de l'eau de Saint-Léger prise à jeun, par fractions de 50 à 100 c.c., jusqu'à 800 ou 1.000 c. c. : *a*) tous les éléments du suc gastrique (sauf le chlore fixe) sont augmentés ; *b*) le rapport du chlore total au chlore fixe s'élève, ce qui indique un travail digestif plus rapide ; *c*) il y a tendance à la diminution des fermentations anormales.

Pour ce qui est des renseignements essentiels fournis par l'analyse des urines, ils accuseraient surtout une augmentation des éléments normaux et des coefficients urinaires.

CONTRE-INDICATIONS (1)

Une cure à Pougues est contre-indiquée nettement :

1° Dans toutes les maladies des organes sus-diaphragmatiques ;

2° Dans tous les cas de dégénérescence carcinomateuse probable — *a fortiori* certaine — des organes sous-diaphragmatiques (qui représentent seuls notre champ d'action) ;

3° Dans tous les cas aigus ;

4° Et enfin, dans le cas d'éréthisme vasculaire vrai. Alors même, en effet, qu'il y aurait par ailleurs une indication nette, par cela seul qu'on a affaire à un tempérament sanguin, à un sujet enclin aux raptus congestifs — du côté de l'encéphale surtout — ou ayant de la stase veineuse prononcée, on devra s'abstenir. Je dirais volontiers, pour faire bien saisir ma pensée, « qu'on n'est jamais trop anémique pour une cure à Pougues et qu'on est toujours trop congestif ».

En dehors de ces contre-indications *générales*, seules visées ici, nous trouverons encore, à la rubrique « indications », de nombreuses contre-indications, mais d'un caractère *relatif*. Elles font partie de la catégorie de celles sur lesquelles on peut et on doit passer s'il y a une indication majeure, contre-balançant large-

(1) J'estime qu'on doit tout d'abord attirer l'attention des médecins sur les *contre-indications* — les *indications* ne venant qu'après. Il est assurément très utile que le médecin sache quels malades il doit envoyer à une station thermale quelconque, mais il lui importe encore davantage de savoir « ceux qu'il ne doit pas y envoyer ».

ment la contre-indication mineure. C'est affaire de discernement chez le médecin ordinaire des malades, et question de prudence et de doigté chez le médecin d'eaux.

L'âge un peu avancé n'est pas, *in se*, une contre-indication ; loin de là, puisque la vieillesse s'accompagne généralement de paresse digestive et vésicale, de dépression des forces, et que ces états rentrent tout à fait dans les indications de nos eaux ; mais on s'abstiendra, d'après ce que je viens de dire, s'il s'agit de vieillards manifestement artério-scléreux, et par suite plus particulièrement disposés aux congestions ou aux effractions vasculaires.

INDICATIONS

Presque tous les organes sous-diaphragmatiques peuvent être tributaires de Pougues. (Je n'ai pas besoin de faire remarquer que « peuvent » est plutôt restrictif.)

ESTOMAC

Indications :

Ce sont les gastropathies qui fournissent les indications les plus nombreuses et les plus sûres. Ce sont elles, du reste, qui, de tous temps — sous les noms variables que les nosologistes et les doctrines médicales successives leur ont donnés — ont représenté le gros de la clientèle de Pougues. Il n'en reste pas moins que même sur ce terrain il faut encore distinguer et spécialiser.

Les indications les plus nettes résident :

1° Dans l'*atonie gastrique* ou myasthénie ;

2° Dans la dyspepsie *neuro-motrice* des auteurs français (*dyspepsie nerveuse* de Leube, *neurasthénique* d'Ewald);

3° Dans la *dyspepsie hypopeptique* (hypoacidité, hypochlorhydrie, hyposthénie).

Ces trois variétés de gastropathies embrassent au sur plus la majorité des dyspepsies, tout au moins dans le milieu social aisé où se recrute habituellement la clientèle des villes d'eaux. On sait, en outre, que pour beaucoup d'auteurs, l'atonie gastrique serait l'origine de l'hyperchlorhydrie et de la gastro-succorrhée. D'autre part, l'atonie gastrique est en rapports si étroits avec la *fausse dilatation d'estomac*, que la réalité de l'indication pour la première entraîne l'indication pour la seconde.

Contre-indications :

Mais il n'en va pas de même de la *grande dilatation*, ou dilatation *vraie*, dans laquelle, notamment, l'estomac ne se vide jamais complètement et clapote même à jeun. Une cure d'eau est contre-indiquée en pareil cas aussi bien à Pougues qu'à n'importe quelle station, du moins si on entend parler d'*une cure par l'eau*, et non de la seule cure rationnelle, par le régime, un massage méthodique, quelques lavages évacuateurs et stimulants, certaines pratiques d'hydrothérapie et une bonne sangle, l'eau minérale n'étant donnée qu'à doses excessivement faibles (doses dites apéritives ou mieux. . suggestives !) C'est à cet ensemble de moyens, et non pas à l'eau, que doivent être rapportées les améliorations souvent considérables que nous obtenons sur de grands dilatés qui, par reconnaissance, en amènent d'autres !

Pour ce qui est de l'*ulcère simple* et surtout de la *dyspepsie hyperchlorhydrique* qui lui donne le plus souvent naissance, la question est complexe et délicate Au fond, et bien que la chose semble paradoxale, l'hyperchlorhydrie — qui englobe, en réalité, la plupart des états douloureux de l'estomac — peut figurer à la fois aux indications et aux contre indications d'une cure à Pougues, bien que je la range surtout sous le dernier chef.

Je m'explique.

Si on pouvait ne tenir compte, dans la composition de notre eau, que du sel alcalin terreux qui la caractérise essentiellement, le bicarbonate de *chaux*, elle conviendrait très bien aux hyperchlorhydriques. On admet, en effet, aujourd'hui, et il semble prouvé, que les sels de chaux ont sur la muqueuse gastrique une action *sédative* que n'ont pas les sels de soude. Malheureusement, dans l'eau de Saint-Léger, ces sels de chaux sont en dissolution dans une eau *froide*, par conséquent excitante, et, de plus, chargée d'acide carbonique.

La résultante est donc, pour l'eau bue à l'état naturel, un effet *excitant* — qui est à éviter — et non un effet *calmant* — qui est à rechercher. Mais si nous chauffons notre eau (au bain-marie), ce qui chasse son acide carbonique, c'est souvent l'inverse qui se produira, comme nous avons pu le vérifier mainte et mainte fois chez des hyperchlorhydriques douloureux. On se trouve alors, en effet, presque exclusivement en présence du bicarbonate de chaux, agent *sédatif*, en dissolution dans de l'eau non plus froide, mais légèrement chaude.

INTESTIN

Indications :

1° L'*atonie*, ou *parésie intestinale simple*, avec la constipation de même nature — si souvent spasmodique — qui en est le corollaire habituel ;

2° L'*entérite chronique simple*, ou catarrhe chronique simple, si souvent manifestation d'arthritisme ;

3° L'*entérite chronique* des pays chauds, d'autant qu'elle s'accompagne ordinairement d'une anémie et d'un état de débilitation qui sont très heureusement modifiés à Pougues, comme nous l'observons assez fréquemment chez des coloniaux ou des habitants de la zone intertropicale.

Contre-indications :

Tout le reste.

FOIE

Indications :

1° La *lithiase biliaire*, quand elle est *directement, manifestement liée a un fonctionnement gastrique défectueux* (atonie, stase, etc.), ou encore lorsqu'elle coïncide avec un mauvais état général, un âge un peu avancé, une grande dépression des forces, toutes choses qui peuvent rendre délicate, au moins momentanément, une cure par les bicarbonatées *sodiques chaudes*, beaucoup plus efficaces *in se* dans des conditions opposées.

2° Les *congestions du foie* — parfois même la *gra-*

velle biliaire fruste — plus fréquentes qu'on ne le croit chez les enfants alimentés de façon défectueuse, suralimentés en viande (sous prétexte de les fortifier, bien entendu). Avec un régime de ce genre, il est tout naturel qu'ils aboutissent aux embarras gastriques à répétition, qu'ils se constipent, congestionnent leur foie, fassent du subictère, etc., — en attendant quelque appendicite. Si on a la précaution de tamiser leurs selles, on y découvre parfois de la gravelle biliaire.

Cet état gastro-hépatique, chez de jeunes enfants, souvent pâlots et un peu chétifs — comme le sont tant de petits Parisiens, même dans les classes riches — se trouve très bien — nous ne craignons pas de l affirmer — d'une cure à Pougues. J'ajouterai que j'ai toujours été frappé de la tolérance des enfants, même tout jeunes — six à huit ans — pour l'eau de Saint-Léger. On croirait parfois qu'on a affaire à des adultes.

Contre-indications :

Tout le reste de la pathologie hépatique.

REINS

Indications :

1° La *lithiase phosphaturique.* On s'explique, en effet, qu'en raison de sa teneur très riche en acide carbonique, l'eau de Saint-Léger ait sur ces dépôts une action dissolvante.

2° La *lithiase oxalurique*, parce que les troubles digestifs sont tellement fréquents en pareil cas, que cette forme de lithiase semble devoir être considérée moins comme une affection autonome que comme un symptôme dyspeptique.

3° La *lithiase urique*, mais seulement quand on vise à combattre sa cause (arthritisme, digestions défectueuses, etc.) et non à laver les reins à très grande eau — ce qui ne serait pas possible avec nos eaux, et ce qui ne va pas toujours, du reste, sans inconvénients (dilatations consécutives d'estomac, phénomènes d'hypertension) même avec les eaux minérales dites indifférentes.

Contre-indications :

Tout le reste, y compris les néphrites de tous genres.

Je ferais cependant une réserve pour la forme *surtout* interstitielle ; non pas en tant que néphrite, attendu que le processus artério-scléreux semble au-dessus des ressources de n'importe quelle eau minérale, mais :

a) Parce que la dyspepsie est une des causes les plus probables des néphrites chroniques dites primitives ;

b) Parce que l'albuminurie à petit chiffre d'albumine est, comme on sait, fréquente chez les dyspeptiques ;

c) Parce que les traitements qui réussissent le mieux dans le mal de Bright donnent ordinairement de bons résultats dans les dyspepsies, et que la réciproque est souvent vraie.

VESSIE

Je n'admets plus aujourd'hui — car l'expérience acquise conduit plutôt à réduire qu'à élargir les indications — qu'une indication du côté de la vessie : le *catarrhe chronique*. Encore déduirais-je l'indication *surtout* de ce que chez ces malades, le plus souvent âgés et affaiblis, il y a des troubles dyspeptiques concomitants, bien qu'indépendants, au point de vue de la cause, du catarrhe vésical lui-même. C'est marquer que je ne confonds pas ce dont il s'agit ici avec la « dyspepsie des urinaires », si bien décrite par M. le professeur Guyon, et de laquelle on pourrait dire que l'estomac est dans la vessie.

MALADIES GÉNÉRALES

Un certain nombre de maladies dites *par ralentissement de la nutrition* et de *maladies générales* fournissent des indications incontestables pour une cure à Pougues, dans certaines formes et à certaines périodes de leur évolution. Exemples :

1° La *goutte*, mais *seulement* dans la forme *asthénique*, *atonique*, ou chez *des sujets débilités*. Des travaux récents ont montré, du reste, qu'à notre époque, la goutte se présente ordinairement, et d'emblée, sous cette forme asthénique, atonique.

2° Le *diabète*, surtout quand il s'agit de malades dont l'appétit a fléchi, dont les digestions sont devenues difficiles, dont les forces ont baissé, qui maigrissent, qui s'acheminent, en un mot, vers la période cachectique et la catastrophe finale, sans avoir cependant encore des complications pulmonaires ou cérébrales. Tant vaut, en effet, l'estomac de ces malades, tant vaut, pourrait-on dire, leur diabète. Or, en pareille occurrence, une cure à Pougues, en dehors de son action antiglycosurique — que l'on peut considérer alors comme très accessoire — améliore généralement le fonctionnement gastrique et permet, par suite, une prolongation de résistance. C'est ce que je constate chaque année pour bon nombre de ces malades qui, après avoir usé antérieurement, pendant plusieurs saisons consécutives, et souvent avec grand profit, des bicarbonatées sodiques chaudes ou des arsenicales, en sont arrivés à ne plus pouvoir les tolérer ou à courir des risques sérieux par leur emploi. Il en va tout autrement chez nous, je l'affirme.

3°) La *chlorose*, d'autant qu'elle s'accompagne souvent, comme on sait, d'anorexie, de dyspepsie atonique ou neuro-motrice, et de troubles psychiques divers. A ce complexus symptomatique s'adaptent tout naturellement la composition chimique de l'eau de Saint-Léger (bicarbonates de chaux et de fer), l'hydrothérapie (en applications tièdes presque toujours), le séjour en pleine campagne, enfin un repos horizontal prolongé à *Pougues-Bellevue*.

4°) Les *anémies*, celles, notamment, qui sont liées au paludisme et au séjour dans les pays chauds, à moins que l'état du foie ne représente l'indication majeure et urgente, qui sera beaucoup mieux remplie par les bicarbonatées sodiques thermales.

5° Les *convalescences*, et, d'une façon générale, les *états de débilitation*. Le relèvement des forces, même pendant la cure, et malgré les petites fatigues qui en résultent, est un résultat extrêmement fréquent.

6° La *neurasthénie* simple, banale, des surmenés ou des oisifs, quand elle est associée — et on sait combien cette association est fréquente — à la dyspepsie neuro-motrice. En pareil cas, en plus de l'action de l'eau minérale sur cet état gastrique, le malade peut bénéficier de l'hydrothérapie, de l'air pur de notre campagne, et du calme du lieu, surtout à *Pougues Bellevue*, dont il me reste à dire quelques mots.

UNE ANNEXE DE LA STATION

POUGUES-BELLEVUE

Il est excessivement rare que pendant plus de trente années consécutives les destinées administratives si importantes d'une station thermale restent entre les mains d'un seul homme, et plus rare encore que cet homme soit doué d'une intelligence hors ligne et d'une activité exceptionnelle, toujours aussi infatigable.

Nous avons pourtant cette bonne fortune à Pougues avec M. Jeramec, dont le nom est connu d'un tres grand nombre de medecins français, et répeté avec reconnaissance — Saint-Léger aidant — par les échos de toutes les salles de garde des hôpitaux de Paris .. et d'ailleurs.

Lorsque je soumis, en 1898, à M. Jeramec, l'idée de créer, à 300 metres d'altitude et à un kilometre seulement de la station, « **Pougues-Bellevue** », — c'est-à-dire une station d'air et de repos, d'atmosphère pure, sans humidité et sans brouillards, d'illumination solaire bienfaisante, en pleine campagne, dans une position magnifique, sur les flancs doucement inclinés du Mont-Givre, face a la Loire, avec, pour voie principale d'acces, une des plus belles routes de France (1), qui nous offrait, par surcroît, et dans l'ordre voulu, les quatre terrains types de la cure d'Œrtel, — M. Jeramec fut absolument séduit

Je pouvais en être d'autant plus flatte qu'en sa qualité de polytechnicien et d'administrateur toujours sur ses gardes, M. Jeramec n'a pas précisément l'enthousiasme facile. Or, non seulement il m'accorda ce que je demandais, mais il alla bien au delà. 10.000 mètres de terrain me semblaient largement suffisants ; il en acheta 25.000.

(1) Route n° 7, de Paris a Nice

Ayant consacré, en 1899, une notice spéciale à « **Pougues-Bellevue** » et aux grands services qu'il nous rendrait lorsqu'il aurait été pourvu des organes indispensables à son fonctionnement, notamment de faciles moyens d'accès — pour les personnes qui marchent difficilement — et de quelques attractions en harmonie avec son but, je n'y reviendrai pas

Je me borne à rappeler que « **Pougues-Bellevue** », précieux surtout pour les neurasthéniques dyspeptiques — ceux dont j'ai parlé — les chlorotiques et anémiques, les surmenés, et *tous les enfants*, est l'aboutissant naturel et charmant de huit « itinéraires de marche » qui m'ont paru pouvoir suffire à toutes les indications. *Terrain plat*, *pente legère*, *pente moyenne* et *pente raide*, sont indiqués par des coloris différents sur une carte de poche dont chaque malade est muni. Les distances y sont mesurées à un mètre près. C'est affaire au médecin traitant de doser les itinéraires suivant les cas — suivant surtout l'état du myocarde, des artères et des reins — et d'éviter ainsi la moindre brusquerie dans l'effort. Quant aux effets physiologiques et thérapeutiques de la marche, méthodiquement entraînée, sur la respiration, la circulation et, par suite, sur l'activité des échanges, ce sont choses trop connues, surtout depuis les beaux travaux de Lagrange, pour que j'y arrête ici l'attention. J'en dirai autant des effets de la cure d'air.

En raison de la faiblesse classique des pères pour leurs enfants, on m'excusera, je l'espère, de prendre ma part de l'éloge peu banal et impartial que M. le professeur *Landouzy*, lors du premier « voyage d'études médicales aux stations thermales », fit de « **Pougues-Bellevue** ». Je ne pouvais souhaiter une justification plus autorisée des motifs qui m'inciterent à demander cette création et qui la firent réaliser.

Voici comment s'est exprimé M. le professeur Landouzy :

« La récente création de *Pougues-Bellevue* nous a d'autant plus intéressés que c'est le seul exemple rencontré au cours de notre voyage d'une cure de terrain méthodiquement installée.

« Apprendre à un malade, apprendre à un débile porteur d'une affection pulmonaire ou cardiaque, apprendre à un obèse, apprendre à un neurasthénique sans force et sans volonté, à marcher, n'est point chose facile, quoi qu'on en puisse croire ; ce n'est point chose banale non plus, quoique la marche, la *canne à la main*, telle que nos pères la pratiquaient, réalise la gymnastique la plus douce et la plus complète. Je crois au rôle thérapeutique de la marche et je lui fais jouer un rôle important dans ma pratique de chaque jour. Or, nulle part en France, jusqu'à ce jour, on ne s'était, comme ici, préoccupé d'organiser la technique de la marche de façon que le malade puisse, en se promenant, faire de la thérapeutique et de la gymnastique pulmonaire, cardiaque, comme M. Jourdain, sans le savoir.

« Grâce à *Pougues-Bellevue*, la cure de terrain (qui a tant fait pour la réputation de Nauheim) est ici organisée. Le malade peut, par des pentes douces et progressives, atteindre le sommet du Mont-Givre, à 300 metres d'altitude, et, quand il y est parvenu, trouver sur une vaste terrasse une cure d'air qu'il a conquise.

« Tous vous avez admiré tantôt le panorama magnifique, indéfini, que le regard embrasse du haut de ce plateau de Bellevue, si intelligemment aménagé. Pour ma part, je ne doute pas que cette cure de bains d'air, de lumière et de soleil, je ne doute pas que cette cure de marche n'apporte des adjuvances extrêmement précieuses à la cure hydrique de Saint-Léger, puisque Pougues pourra désormais se vanter de posséder et de réunir presque toutes les associations thérapeutiques (1) ».

---

(1) *In Voyages d'études medicales* Eaux minerales, stations maritimes, climateriques et sanatoriums de France. *Compte rendu du voyage de* 1899 aux stations du centre de l'Auvergne, par le Dr Carron de la Carrière

LE NOUVEAU CAPTAGE DE LA SOURCE SAINT-LÉGER

Une amélioration d'importance majeure a été réalisée en 1904-1905 ; je veux parler de la réfection du captage de la source Saint-Léger.

Le captage antérieur remontait à 1630 De l'avis des ingénieurs des mines, il était admirable pour l'époque, mais enfin, après deux siecles et demi, il était assez naturel qu'il nécessitât une réfection, à laquelle il fut procédé sous le contrôle du service des mines. Or, on a été assez heureux pour pouvoir capter l'eau au griffon même, en plein calcaire.

Du griffon, l'eau minerale s'élève dans des colonnes ascensionnelles fermées, et elle arrive, *sans avoir subi aucun contact avec l'air*, à la buvette d'une part,au magasin d'embouteillage d'autre part. Ce captage, ainsi que toutes les précautions prises pour l'embouteillage en vue de se garantir contre l'activité transformatrice des microbes de l'air, ont fait tres justement l'admiration des médecins français et étrangers des V. E. M. de 1904 et 1908, dirigés par M. le Professeur Landouzy.

Ajoutons que la généralisation des installations electriques, quelques additions ou transformations à l'Établissement thermal, la construction d'un très beau Pavillon des Sources et d'allées couvertes, ont notablement ajouté aux commodités des baigneurs.

RENSEIGNEMENTS PRATIQUES

Pougues, chef-lieu de canton du département de la Nièvre. 1.500 habitants.

A 241 kilometres de Paris, sur la ligne de Paris à Lyon par le Bourbonnais, entre la Charité et Nevers (direction de Vichy).

Gare de Pougues Tous les trains, même rapides et de luxe, s'y arrêtent (wagon-restaurant).

Prix de Paris : 27 francs ; 18 fr. 20 ; 11 fr. 90.

Durée du trajet : trains rapides, 3 heures ; express, 4 heures. Ces derniers comportent des secondes et même des troisièmes classes (en payant, pour la troisième classe, 11 kilometres en plus, soit jusqu'à Nevers)

Trois courriers par jour Télégraphe, téléphone avec Paris, etc

Altitude. 190 mètres (300 mètres sur les collines avoisinantes et a Pougues-Bellevue).

Climat du centre de la France, aux altitudes correspondantes.

Constitution géologique du sol terrain jurassique ; couches alternées de calcaires et de marnes « Il faut admettre que c'est dans un trajet souterrain inconnu, à grande profondeur, dans les formations primitives ou volcaniques, que les eaux de Pougues se minéralisent en alcalins et se chargent de gaz. Elles constituent un dernier temoin avancé vers le nord des phénomènes volcaniques et hydrothermaux du massif central de la France (Friedel, ingénieur en chef des mines 1898) »

Aspect genéral du pays. vallonné ; grandes forêts routées ; prairies d'élevage (race bovine nivernaise) *Excellentes routes.* Voisinage du Morvan, une des contrées les plus pittoresques de la France. La Loire à 4 kilomètres.

Prix des hôtels : de 7 à 15 francs, tout compris. *Nourriture tres surveillée et régimes à volonté*, les hôteliers étant tout à fait dans la main des médecins — chose fort rare, on le sait.

Villas de tous prix.

Eau de source, pour les usages domestiques, depuis

1904. La commune s'est imposé de gros sacrifices pour l'adduction de ces eaux de sources, provenant des hauteurs avoisinantes et à l'abri de toute contamination.

Distractions de la station : casino-théâtre ; promenades faciles ; deux très beaux parcs autour de l'établissement, plus celui de *Pougues-Bellevue* ; la Loire et la pêche ; tennis , tirs ; escrime, etc.

Saison du 1er juin au 30 septembre Retenir que si les vingt premiers jours de septembre sont ordinairement très beaux et très propices a une cure, les dix derniers sont parfois un peu trop frais.

Médecins : MM. Barbara, Faucher, Gauckler, Janicot

Pharmacien M. Fischer, docteur en médecine, licencié ès-sciences naturelles, pharmacien de 1re classe.

Education physique, gymnastique et massage. M. Lapeyre.

Massage et gymnastique suédoise : Mlle Owens

Escrime : M. le professeur Bettenfeld (de Paris)

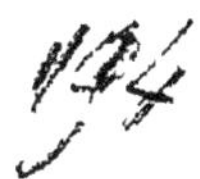

www.ingramcontent.com/pod-product-compliance
Ingram Content Group UK Ltd.
Pitfield, Milton Keynes, MK11 3LW, UK
UKHW020541180726
13839UKWH00006B/2660